Dr Clément GUIOT

ANATOMIE TOPOGRAPHIQUE

DE LA

Loge Commissurale du Pouce et de l'Index

DES PHLEGMONS QUI S'Y DÉVELOPPENT

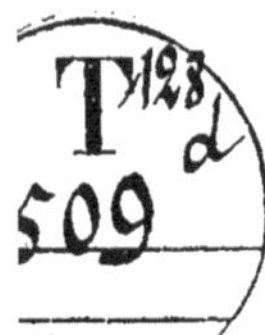

IMP. WALTENER & Cie — LYON
2, RUE STELLA, 3

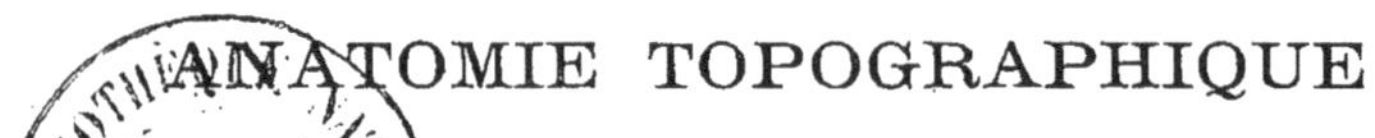

ANATOMIE TOPOGRAPHIQUE

DE LA

Loge Commissurale du Pouce et de l'Index

Des Phlegmons qui s'y développent

ANATOMIE TOPOGRAPHIQUE

DE LA

Loge Commissurale du Pouce et de l'Index

Des Phlegmons qui s'y développent

PAR LE

Dr Clément GUIOT

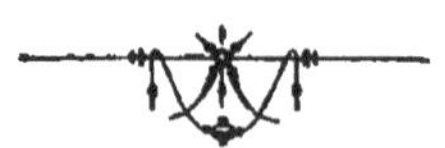

LYON

IMPRIMERIE WALTENER & Cie, SUCCESSEURS DE MOUGIN-RUSAND

3, RUE STELLA, 3

1902

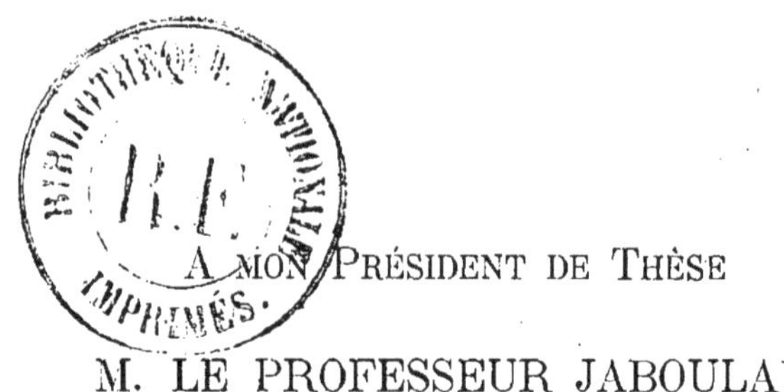

A MON PRÉSIDENT DE THÈSE

M. LE PROFESSEUR JABOULAY

Professeur de clinique chirurgicale

A M. LE MÉDECIN MAJOR JACOB

Professeur agrégé à l'Hôpital du Val-de-Grâce

INTRODUCTION

Durant notre séjour dans le service de M. le médecin-major Jacob, nous eûmes l'occasion de voir deux cas de phlegmons de la main revêtant un aspect tout particulier et intéressant principalement la région de la commissure du pouce et de l'index. Frappé par cette localisation spéciale, M. le major JACOB nous fit faire des recherches sur la possibilité de l'existence dans cette région d'une loge anatomique dont la forme et le contenu pourraient expliquer l'apparition de phlegmons ainsi localisés. Nous avons fait à ce sujet de nombreuses dissections dans le laboratoire de M. le professeur TESTUT et nous le prions d'agréer nos remerciements pour la bienveillance qu'il nous a toujours témoignée.

Dans ce travail, nous avons tout d'abord consigné le résultat de nos recherches anatomiques, puis, dans une seconde partie, nous avons développé tout ce qui a trait aux phlegmons de la région en nous basant sur les observations que nous avons pu recueillir.

Avant d'aborder le sujet de notre thèse, et au moment de terminer nos études, nous tenons à remercier tous nos maîtres militaires et civils pour l'enseignement qu'ils nous ont donné. Après nous avoir fourni l'idée première de ce travail M. le médecin-major JACOB nous a aidé de ses conseils et de son expérience, qu'il soit assuré de notre profonde gratitude pour la sympathie dont il a fait preuve à notre égard. M. le professeur JABOULAY nous fait le très grand honneur d'accepter la présidence de cette thèse. Nous lui sommes infiniment reconnaissant d'avoir bien voulu l'appuyer de l'autorité de son nom.

LOGE COMMISSURALE

ETUDE ANATOMO-TOPOGRAPHIQUE

Situation. — Cette région, non encore décrite isolément par les auteurs, sépare dans leur partie inférieure l'éminence thénar et le creux de la main. Elle s'étend à la fois sur la face palmaire et sur la face dorsale.

Limites. — On peut, d'une façon assez précise, indiquer ses limites reportées sur la peau, et ainsi on obtiendra une hypothèse sur la forme de cette région ; sur la face dorsale, les limites sont : du côté externe, le bord cubital du 1er métacarpien dont le doigt suit la saillie avec facilité à travers les téguments ; du côté interne, le bord radial du 2e métacarpien que l'on arrive à déterminer de la même façon ; en haut, l'articulation de ces deux os avec le trapèze et le trapézoïde ; en bas, le pli cutané commissural s'étendant entre le pouce et l'index.

Sur la face palmaire, ces limites sont plus difficiles

à porter, d'une façon exacte, de la profondeur sur le tégument et on est obligé de se contenter de lignes approximatives. Du côté externe, on peut prendre comme limite une ligne qui prolongerait le bord cubital du pouce placé dans une abduction moyenne et qui couperait le pli palmaire supérieur au niveau du point où il commence à décrire sa concavité. Du côté interne, ce même pli palmaire supérieur, prolongé jusqu'à la rencontre du bord radial de l'index. En haut, l'intersection de ces deux lignes, en bas, le pli cutané qui unit le pouce à l'index.

Forme. — Ainsi délimitée, cette région nous apparaît sous l'aspect d'une pyramide quadrangulaire à base inférieure formée par la commissure du pouce et de l'index, à sommet supérieur formé par le sommet du 1er espace interosseux, avec une paroi antérieure, une paroi postérieure et deux parois latérales. Vue, le pouce réuni aux autres doigts, elle nous présente sur la face dorsale une saillie formée par le muscle interosseux, saillie qui disparaît et est remplacée par un méplat, le pouce étant dans l'abduction forcée.

A l'état pathologique, cette forme est modifiée par les phlegmons. Elle devient dans les cas types, assez semblable à celle d'un petit œuf, le gonflement étant toutefois toujours moins prononcé du côté palmaire, la collection étant plus fortement bridée de ce côté.

Constitution. — Voyons maintenant quels sont les plans qui la constituent. Nous les étudierons sur deux coupes, l'une faite suivant le grand axe de la région, c'est-à-dire de haut en bas, l'autre perpendiculairement à ce grand axe, c'est-à-dire de droite à gauche. Ces coupes nous renseignent sur la forme exacte de la loge qui reproduit celle indiquée extérieurement. Nous aurons donc à décrire successivement :

1° Une paroi palmaire ;
2° Une paroi dorsale ;
3° Une paroi ou bord externe ;
4° Une paroi ou bord interne ;
5° Une base ;
6° Un sommet ;

Paroi palmaire. — La paroi palmaire, limitée comme nous l'avons dit plus haut, comprend comme plans successifs :

1° La peau ;
2° Le tissu cellulaire sous-cutané ;
3° Une aponévrose ;
4° L'adducteur du pouce.

La peau a le caractère général de la peau de la paume de la main ; on y voit quelques plis cutanés très peu marqués.

Au-dessous, dans l'angle, circonscrit d'une part par les muscles de l'éminence thénar, d'autre part par le 1er lombrical, on trouve un amas de tissu cellulaire lâche et abondant, au milieu duquel cheminent, des vaisseaux et des nerfs superficiels.

L'aponévrose de la région est une dépendance de l'aponévrose palmaire moyenne. Celle-ci, en effet, envoie à droite et à gauche des expansions aponévrotiques qui vont s'unir aux toiles celluleuses qui recouvrent les éminences thénar et hypothénar. Du côté du pouce, cette expansion, partie de la gaine du premier lombrical, recouvre le muscle adducteur, et vient s'attacher sur le bord cubital du 1er métacarpien, isolant ainsi l'adducteur des autres muscles de l'éminence thénar. Sur elle, le long du bord du métacarpien, chemine le tendon du long fléchisseur du pouce qu'elle sépare de la loge. En dedans, cette aponévrose se prolonge jusqu'aux insertions de l'adducteur, et on peut la considérer comme étant l'aponévrose d'enveloppe de ce muscle. Cette aponévrose résistante surtout à la partie moyenne, forme une bride solide empêchant l'extension des phlegmons de la loge aux régions voisines de la paume de la main.

Enfin la paroi palmaire est complétée par le muscle adducteur. Ce muscle a la forme d'un large triangle et s'insére : d'une part, sur la face antérieure du trapèze et du trapézoïde, sur le bord antérieur du 3e métacarpien ; d'autre part, à l'os sésamoïde interne et au côté interne de l'extrémité supérieure de la première phalange du pouce. Recouvert en partie par les muscles de l'éminence thénar et par ceux du creux de la main proprement dit, il est sous-aponévrotique en son milieu, et, par un bord inférieur à peu près transversal, répond au pli de la peau qui unit le pouce à l'index. La partie de la face postérieure qui avoisine ce bord est également sous-cutanée.

Paroi dorsale. — Cette paroi comprend comme plans :

1° La peau ;

2° Le tissu cellulaire sous-cutané ;

3° L'aponévrose dorsale superficielle ;

4° L'aponévrose dorsale profonde ;

5° Le muscle premier interosseux dorsal.

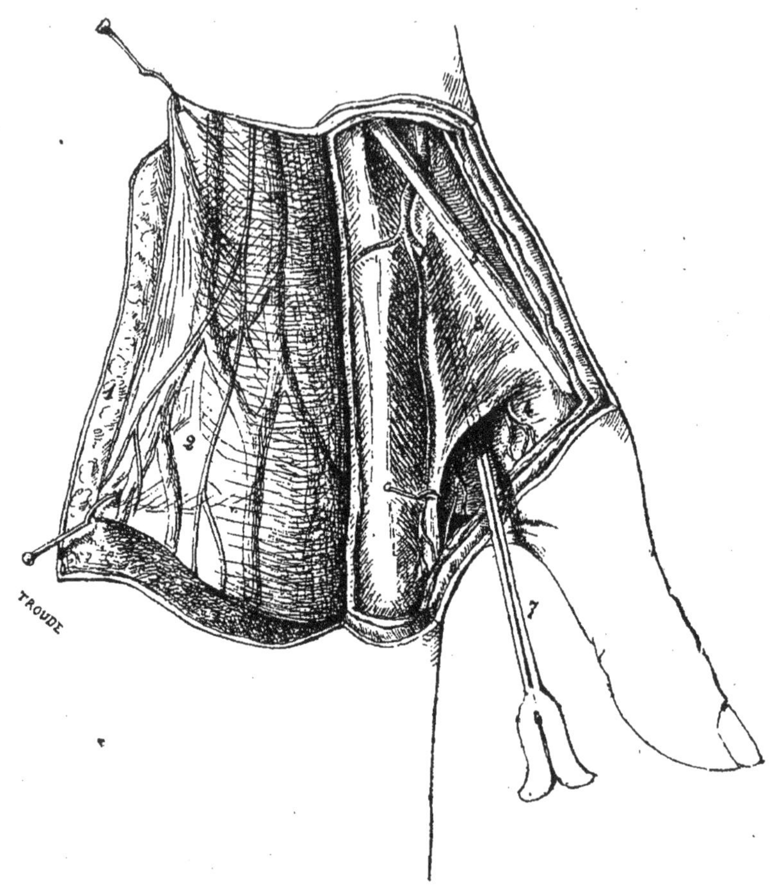

FIGURE I

Face dorsale, d'après une dissection, de la région commissurale du pouce et de l'index.

1. Peau et tissu cellulaire.
2. Aponévrose dorsale superficielle avec les veines et les nerfs superficiels.
3. 1er Interosseux dorsal.
4. Adducteur du pouce.
5. Tendon du long extenseur du pouce.
6. Artère radiale et ses collatérales.
7. Sonde engagée dans l'espace celluleux situé entre le 1er interosseux dorsal et l'adducteur du pouce.

La peau est très fine, et par suite du peu de densité du tissu sous-cutané, n'adhère que faiblement à l'aponévrose sous-jacente. Elle présente des poils courts et nombreux et des follicules sébacés.

L'aponévrose superficielle est la continuation de l'aponévrose antibrachiale. Elle engaine dans un dédoublement les tendons extenseurs et les vaisseaux et nerfs superficiels de la région. A droite et à gauche, elle recouvre le long extenseur du pouce et l'extenseur propre de l'index qui sont sur la limite de la région et qui s'entrecroisent en haut au sommet du premier espace interosseux. En bas, cette aponévrose vient se fixer à la peau de la commissure du pouce et de l'index, au milieu de l'espace, et se continue de chaque côté sur les phalanges.

L'aponévrose dorsale profonde ou aponévrose interosseuse postérieure est une lame très résistante, tendue sur chaque espace interosseux et prenant des insertions solides sur les deux métacarpiens voisins. Née du bord cubital du 1er métacarpien, elle recouvre le 1er interosseux dorsal, passe sur le dos du 2e métacarpien, en prenant toutefois de solides attaches sur le bord radial de cet os. En haut, elle s'arrête sur la 2e rangée du carpe ; en bas, elle contourne le bord libre de l'adducteur pour se réunir à l'aponévrose qui recouvre ce muscle, fermant ainsi complètement la loge par en bas.

Au-dessous d'elle, et formant le plan profond de la paroi dorsale, on trouve le muscle 1er interosseux. Ce muscle, appelé aussi quelquefois, en raison de son rôle, abducteur de l'index, s'insère sur la partie postérieure de la face cubitale du 1er métacarpien et sur la face radiale du 2e métacarpien, d'une part. De là, les fibres de chaque portion convergent les unes vers les autres pour se jeter sur un tendon commun se divisant en deux portions : l'une, courte portion, se fixe à l'extrémité postérieure de la 1re phalange de l'index; l'autre, longue portion, se termine sur le tendon extenseur de l'index.

Paroi ou bord externe. — Elle est formée par le bord cubital du 1er métacarpien, cet os ayant presque les caractères d'une phalange et possédant ainsi des bords latéraux.

Paroi ou bord interne. — Elle est constituée par la face radiale du 2e métacarpien qui n'offre rien de particulier.

Base. — Cette base comprend comme plans :

1o La peau ;

2o Le tissu cellulaire sous-cutané ;

3o L'aponévrose.

La peau, à ce niveau, forme un pli tendu entre le pouce et l'index et offrant une convexité tournée vers la racine du membre. Ce pli est déterminé par les insertions cutanées de l'aponévrose dorsale superficielle, et par des fibres aponévrotiques s'étendant transversalement de la 1re phalange de l'index à la 1re phalange du pouce. Au-dessous de cette aponévrose, aussi bien du côté dorsal que du côté palmaire, se trouve un tissu cellulaire lâche et abondant recouvrant l'aponévrose profonde. Cette aponévrose revêt la forme du pli cutané ; elle est formée par la réunion

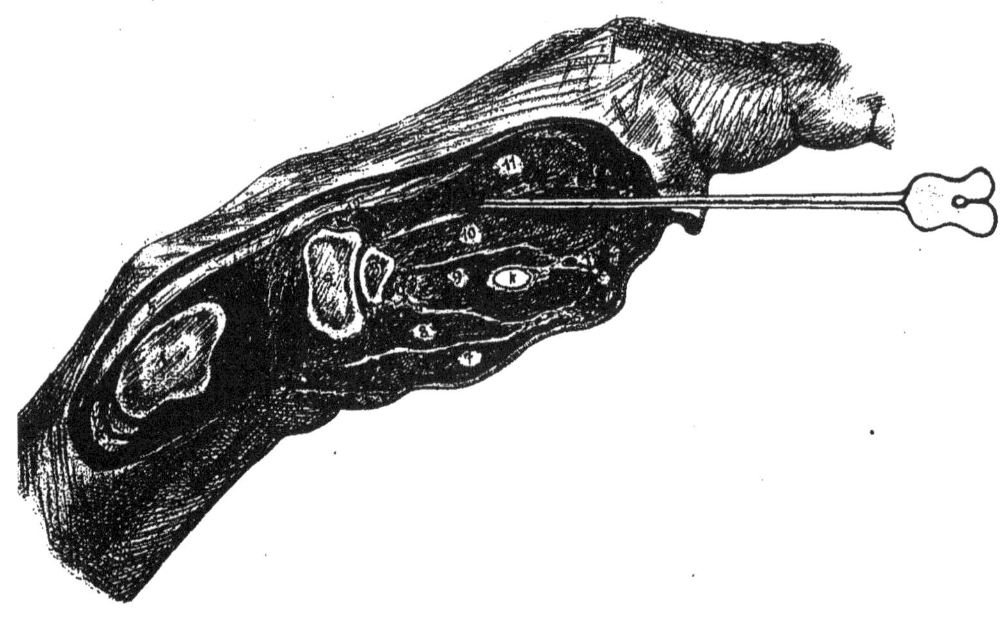

FIGURE II

Coupe antéro-postérieure de la main gauche passant par le milieu de l'espace commissural du pouce et de l'index. Segment interne de la coupe. La main a été congelée, le pouce étant en abduction.

1. Extrémité externe de l'apophyse radiale.
2. Trapèze. — 3. Extrémité interne de la base du 1er métacarpien.
4. Tendon du long fléchisseur du pouce.
5. Tendon du 1er radial limitant la coupe en haut.
6. Tendon du long abducteur et court extenseur du pouce.
7. Court abducteur. — 8. Opposant.
9. Court fléchisseur engainant le tendon du long fléchisseur.
10. Adducteur.
11. 1er Interosseux dorsal.
12. Radiale et ses veines satellites dans la tabatière anatonique avec l'origine de la dorsale du carpe.
13. Bifurcation de la 1re interosseuse palmaire.
14. Partie antérieure de l'espace celluleux situé entre le 1er interosseux dorsal et l'adducteur. La sonde y est engagée.
15. Une collatérale palmaire du pouce.
16. Partie latérale externe de la capsule articulaire du poignet.
17. Espace cellulo-graisseux situé en avant et en dedans du 1er métacarpien.

à la base de la loge de l'aponévrose dorsale profonde et de l'aponévrose qui recouvre l'adducteur.

Sommet. — Le sommet de la région est un angle formé par le rapprochement de la paroi externe et de l'interne, c'est-à-dire par le rapprochement des deux premiers métacarpiens.

En résumé, on peut considérer la région comme une loge ostéo-fibreuse, fermée de toutes parts : latéralement par les deux 1ers métacarpiens, en avant par l'aponévrose palmaire renforcée par l'adducteur du pouce, en arrière, par l'aponévrose dorsale profonde renforcée par le 1er interosseux dorsal ; en bas par la réunion des deux aponévroses précédentes ; en haut par le rapprochement des deux 1ers métacarpiens. Toutefois la région ainsi comprise n'est pas complètement indépendante et elle nous offre à considérer des voies de communication avec les parties voisines ; et ces voies de communication permettront aux suppurations un peu intenses, de franchir les limites de la loge pour se disséminer dans les parties voisines. On trouve ces voies de communication, et du côté dorsal, et du côté palmaire. Du côté dorsal, la région communique avec le dos du carpe et la face postérieure de l'avant-bras par l'intermédiaire de la radiale, qui perfore le sommet de l'espace pour aller former, du côté palmaire, l'arcade palmaire profonde. A la face palmaire, la communication se fait avec la région moyenne de la main par cette arcade artérielle qui irrigue les parties profondes de la paume de la main. Les fusées purulentes pourront donc se faire de deux côtés différents : soit du côté dorsal et par en haut, le long de la radiale ;

soit du côté palmaire et par en bas, le long de l'arcade palmaire profonde.

Après avoir décrit la situation de cette loge, sa constitution, ses rapports avec les régions voisines, il nous reste à indiquer son contenu et les organes superficiels à éviter lorsqu'on aura à inciser cette loge.

L'organe le plus important contenu dans cette loge est l'artère radiale qui en traverse le sommet pour aller, en s'anastomosant avec la cubito-palmaire donner naissance sur la face palmaire à l'arcade palmaire profonde. Dans son parcours, elle abandonne plusieurs collatérales, dont la situation et la distribution varient énormément, mais dont on peut dégager un type principal se reproduisant le plus fréquemment.

Arrivée au sommet du premier espace, cette artère plonge à travers les insertions du premier interosseux dorsal. Elle abandonne tout d'abord une artériole, grêle la plupart du temps, qui descend dans l'interstice formé par les deux faisceaux d'insertion du muscle interosseux et se perd en fines ramifications au niveau de la base de la loge. Entre les deux muscles qui forment, l'un la paroi dorsale, l'autre la paroi palmaire de la région, elle donne naissance à un tronc très court qui, bientôt se bifurque en deux et dont les branches vont s'accoler aux bords interne et externe des deux premiers métacarpiens pour former, l'une la collatérale palmaire interne du pouce, l'autre la collatérale palmaire externe de l'index. Ensuite, l'artère quitte la région, traverse les insertions de l'adducteur, décrit sa courbe à concavité supérieure et va s'anastomoser avec la cubito-palmaire.

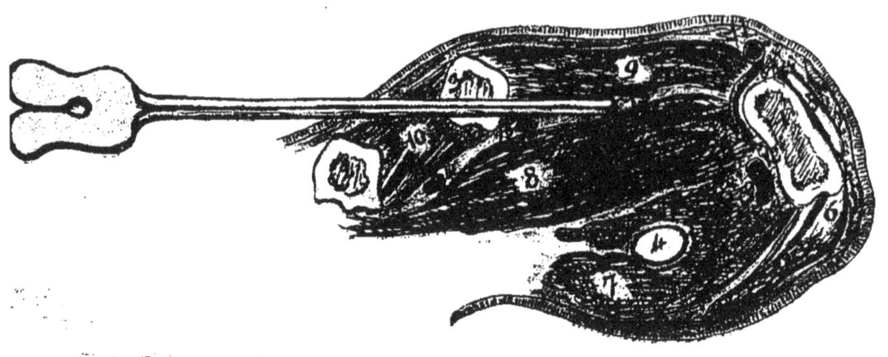

FIGURE III

Coupe horizontale de la main droite passant par le milieu de l'espace commisural du pouce et de l'index. Main congelée, pouce étant en abduction forcée. Segment postérieur de la coupe.

1. 1er Métacarpien.
2 et 3. 3e et 2e métacarpiens.
4. Tendon du long fléchisseur du pouce.
5. Tendons du long abducteur et du long extenseur du pouce.
6. Tendons réunis de l'opposant et du court abducteur.
7. Court fléchisseur engaînant le tendon du long fléchisseur.
8. Adducteur du pouce.
9. 1er Interosseux dorsal.
10. Les 2 interosseux du 2me espace.
11. 1re Interosseuse dorsale avec petite anastomose allant au tronc commun des collatérales palmaires du pouce en 12.
13. Espace celluleux situé entre le 1er interosseux dorsal et l'adducteur. La sonde s'y trouve engagée.
14 et 15. 2e Interosseuse et collatérale externe de l'index.

Chacun de ces rameaux artériels est accompagné de deux veines satellites qui reproduisent en sens inverse le trajet des branches artérielles. Toutefois, au sommet de l'espace, un rameau, perforant l'aponévrose dorsale superficielle, va se jeter dans le réseau veineux superficiel, faisant ainsi communiquer les deux systèmes superficiels et profonds.

Les deux muscles de la région, le 1er interosseux dorsal et l'adducteur du pouce, sont innervés par la branche palmaire profonde du cubital qui pénètre dans la région en suivant l'arcade artérielle profonde.

Enfin, pour remplir la loge, dans l'intervalle des deux muscles, on trouve un tissu cellulo-graisseux lâche, assez abondant, et qui joue un rôle important dans les suppurations de la région.

Les lymphatiques doivent nous arrêter quelques instants, car leur disposition servira à nous expliquer la pathogénie des phlegmons qui se développent dans cette loge. N'ayant pu les injecter nous-mêmes, nous en empruntons la description à Sappey et à Cunéo. Cheminant superficiellement, nous trouvons de nombreux rameaux lymphatiques qui sont l'aboutissant du riche réseau développé à la face palmaire des doigts ; ces troncs arrivés au niveau de la base du doigt, s'inclinent en arrière et se portent vers l'espace interdigital, se dirigeant ainsi vers le poignet. Au niveau de la paume de la main, le réseau d'origine présente également une richesse extrême. Les troncules externes, au nombre de quatre à six, se portent obliquement en haut et en dehors, croisant en écharpe l'éminence thénar, et se terminent dans les lymphatiques issus des téguments du pouce.

Les troncules centraux se portent vers la profondeur. Ils traversent la couche graisseuse sous-cutanée et l'aponévrose palmaire superficielle, puis se réunissent généralement en un tronc unique. Celui-ci, bien décrit par Sappey, se comporte de la façon suivante. Il se dirige directement en dehors, en cheminant au-dessous de l'aponévrose, en avant des tendons fléchisseurs. Il arrive ainsi sur l'adducteur du pouce, croise le bord inférieur de ce muscle, puis le bord externe du premier interosseux dorsal et monte sur la face postérieure de ce dernier. Il s'unit là à des collecteurs venus de l'index et gagne en compagnie de ces derniers la face dorsale du poignet.

Les lymphatiques profonds sont satellites des vaisseaux artériels. Il existe ordinairement deux troncs lymphatiques pour une artère. Leur disposition dans la région n'offre, par suite, rien de particulier à signaler.

Nous voyons donc, par cette description, que la loge décrite est pour ainsi dire le confluent des lymphatiques de la paume de la main, du pouce et de l'index, d'où possibilité d'une inflammation facile de son contenu adipeux à la suite d'une plaie de ces régions dont elle reçoit les lymphatiques.

Il nous reste maintenant à dire un mot des vaisseaux et nerfs superficiels qu'une incision faite au hasard pourrait intéresser et que l'on évitera par un choix judicieux de cette incision.

Du côté dorsal, nous trouvons un réseau veineux très développé; les deux collatérales du pouce, la collatérale externe de l'index viennent se réunir au niveau du premier espace interosseux, y dessinent une boutonnière d'où partent de nombreux rameaux, et se continuent en haut par un tronc commun, la céphalique du pouce, qui, après s'être anastomosée avec l'extrémité externe de l'arcade veineuse dorsale, contourne, d'arrière en avant, le bord radial du poignet, pour gagner la face antérieure de l'avant-bras où elle prend le nom de médiane.

Les nerfs superficiels qui croisent l'espace interosseux proviennent du musculo-cutané et du radial. Les branches du musculo-cutané ne sont pas constantes dans la région. Dans un tiers des cas, ce nerf s'arrête au poignet. Le plus souvent, il va plus bas et contribue plus ou moins à l'innervation de la main. La branche postérieure, la plus grêle, descend le long de la partie postéro-externe de l'avant-bras, donne quantité de filets à la peau, et, quand elle est développée, vient couvrir de fins rameaux la région du 1er métacarpien et du premier espace interosseux, comme l'a bien montré M. Edon. Ces filets, très superficiellement placés, rampent immédiatement sous la face profonde du derme, au-dessus des rameaux du radial. Il n'est pas rare de les voir descendre jusqu'à la commissure du pouce et de l'index et même innerver une petite partie du bord correspondant du pouce. Ils s'arrêtent le plus ordinairement à la partie moyenne de l'espace interosseux, à égale distance de la commissure et de la partie la plus élevée de cet espace. Souvent, au niveau de cette région, on trouve de petites anastomoses avec les filets du radial destinés à la peau du dos de la main.

La distribution du nerf radial est, elle aussi, très variable, toutefois on rencontre très fréquemment le mode décrit par M. le professeur Testut. Ce nerf, ou plutôt sa branche antérieure de bifurcation, contourne le bord externe du radius dans son tiers inférieur, perfore l'aponévrose antibrachiale et se divise en trois rameaux : externe, moyen, interne dont le moyen seul doit nous intéresser.

Ce rameau, en effet, descend en arrière du premier espace interosseux, et se subdivise lui-même en deux filets : un filet externe qui forme le nerf collatéral dorsal interne du pouce, un filet interne qui s'épuise en filaments très fins dans la peau recouvrant la face dorsale de la première phalange de l'index.

Du côté palmaire, dans le triangle formé par le premier lombrical, les muscles de l'éminence thénar et la commissure du pouce et de l'index, nous trouvons également des vaisseaux et des nerfs.

C'est d'abord et le plus souvent, traversant le milieu de l'espace, c'est-à-dire dessinant la hauteur du triangle, une artériole, première branche de l'arcade palmaire superficielle. Cette artère abandonne dès son origine une branche qui sera la collatérale externe du pouce, puis, arrivée au bas de l'espace, elle se bifurque en deux branches externe et interne, qui suivent une direction parallèle à la commissure interdigitale pour aller s'anastomoser avec les branches de la radiale, destinées à donner la collatérale interne du pouce et la collatérale externe de l'index.

Les veines de la région sont satellites des artères, les fortes pressions auxquelles cette région est soumise, empêchent le développement d'un réseau veineux sous-cutané.

Côtoyant les bords du triangle, c'est-à-dire accolés d'un côté au long fléchisseur du pouce, de l'autre côté au premier lombrical, on trouve deux nerfs, branches du médian, et destinés à fournir : l'un le collatéral palmaire interne du pouce; l'autre, le collatéral externe de l'index.

Telle est la description de cette région qui nous a paru mériter une mention particulière en raison de la marche spéciale des phlegmons qui s'y développent, et dont l'incision nécessite une connaissance précise des organes qu'on peut être exposé à rencontrer sous son bistouri.

PHLEGMONS DE LA LOGE

CHAPITRE PREMIER

HISTORIQUE

L'étude attentive des suppurations des membres est de date assez récente. Boyer (*Traité des maladies chirurgicales*, Paris 1814) et Bérard *(Dictionnaire en 30 volumes)* se bornent en effet à une esquisse très large et décrivent en bloc tout ce qui réunissait alors le phlegmon. J. Roux (*Gazette médicale* de Paris 1842) et son élève Turrel (*Thèse de Paris* 1844) mais surtout Velpeau (*Archives générales de médecine* 1835) en isolèrent les lymphangites suppurées. Dans un mémoire important, Beauchet (*Du panaris et du phlegmon de la main* Paris 1859), développe les idées de son maître Velpeau et admet trois sortes d'inflammations profondes suppuratives : celle des gaînes synoviales, celle du tissu cellulaire ou phlegmon et les lymphangites. Ignorant la distribution excessivement riche du réseau lymphatique, Velpeau et Beauchet, pour expliquer, à la main, la marche du pus, faisaient appel aux plis cutanés ; et, en outre, ils établissaient une distinction fondamentale entre les lymphangites profondes et le phlegmon proprement dit, développé pour eux aux dépens du tissu cellulaire. Bientôt les découvertes anatomiques de Sappey, les recherches histologiques de Cornil (*Bulletin de la Société anatomique* 1872) de Cadiat et Lordereau, de Renaut (*Thèse de Paris* 1874) viennent jeter un jour nouveau sur l'origine, le trajet et l'inflammation des vaisseaux lymphatiques, et l'œuvre de Velpeau ne tarde pas à être complétée. Il fut acquis que si le tissu cellulaire s'enflamme, c'est toujours par l'intermédiaire du réseau lymphatique. Chassaignac, incidemment, (*Traité de la suppuration*) ; Dolbeau (*Traité de thérapeutique* 1892) et Chevalet (*Thèse de Paris* 1875), intentionnellement, ont complété cette démonstration. Tandis que Gosselin (*Clinique chirurgicale de la Charité* 1873), rattachait toutes les suppurations profondes aux inflammations des synoviales, Dolbeau et Chevalet rejetaient systématiquement cette étiologie et ne reconnaissaient que les lymphangites propagées. Le Dentu, dans une remarquable leçon (*Médecine moderne* 17 septembre 1891) reconnaît la cœxistence des deux affections, en trace d'une manière magistrale les lignes de démarcation, et met en évidence d'une façon très nette le siège de prédilection des phlegmons angioleucitiques au niveau de l'espace commissural qui sépare le pouce et l'index. Après lui, Altemaire et de Bovis (*Archives de médecine militaire* 1896), attirent l'attention sur la fréquence des phlegmons lymphangitiques, mais sans mentionner la disposition particulière qu'ils revêtent le plus souvent. Après cette historique sommaire, nous allons étudier successivement l'étiologie, la pathogénie, l'anatomie pathologique, la symptomatologie, le diagnostic, le pronostic et le traitement de cette affection.

CHAPITRE II

ÉTIOLOGIE

Faire l'histoire complète des causes des inflammations d'une région, ce serait faire une énumération monotone de toutes les causes possibles de traumatismes auxquels l'homme, et surtout l'homme de peine, est exposé. Tel n'est pas notre but.

Nous essayerons seulement de répondre aux questions suivantes : Quelles sont les lésions primitives qui sont le plus souvent passibles d'accidents consécutifs ? Sous quelles influences une lésion grave ou légère, marche-t-elle vers la guérison, ou sous quelles influences s'enflamme-t-elle ? La question étiologique sera pratiquement résolue si nous répondons à ces deux questions.

Toutes les formes de traumatisme peuvent s'observer aux mains : lésions par instruments piquants, tranchants ou contondants ; arrachements ; lésions par le calorique ; lésions par actions chimiques ; et toutes sont susceptibles à un moment donné d'amener une inflammation de gravité très variable.

S'il s'agit maintenant d'établir parmi ces lésions, celles qui sont le plus nocives et exposent plus le blessé aux inflammations consécutives, nous n'hésiterons pas à affirmer que l'absence de soins immédiats, les pansements secs, non antiseptiques, faits plus ou moins tôt, à la hâte, et encore plus quand ils n'ont pas été faits du tout, sont et seront toujours les causes responsables de ces accidents ; et voilà pourquoi telle plaie qui n'a été au début qu'une égratignure, tel durillon qui n'a recouvert qu'une goutte de liquide citrin, telle piqûre par un clou, toutes lésions, que des soins ou des pansements réguliers auraient guéries en peu de temps, peuvent devenir phlegmons graves. L'indifférence de l'homme, cette sorte de sécurité, doublée d'un peu de fatalisme que chacun met à son service, surtout quand la nécessité d'un gain quotidien le harcèle, un tempérament suspect, de mauvaises habitudes trop communes d'alcoolisme et enfin la misère feront le reste.

Loin de nous cependant la pensée de nier la différence qu'il y a entre une plaie légère et une lésion sérieuse. Il est évident que la plaie simple exposera toujours moins que la plaie tortueuse, mâchée, irrégulière, mais nous voyons trop souvent les tristes résultats qui proviennent, sans aucun doute, des causes que nous venons d'énumérer, pour ne pas leur accorder une bonne part d'influence dans cette étiologie.

CHAPITRE III

PATHOGÉNIE

Pour les phlegmons consécutifs à une plaie de la région même, la pathogénie est toute simple : l'infection a lieu, sur place. Mais on sait qu'une écorchure, de minime importance, siégeant au pouce par exemple, peut être suivie à bref délai d'une inflammation plus ou moins étendue, plus ou moins violente, d'une partie ou de la totalité de la main et même peut s'étendre à la région inférieure du poignet, comme le montre une de nos observations citées plus loin.

Quel est le mode de propagation de l'inflammation, quels en sont les intermédiaires ? Quels sont les tissus atteints ? La solution de ces questions est loin d'être abstraite ; elle est, au contraire, des plus importantes à chercher, car de telle ou telle théorie dépend la conduite à tenir, le choix de l'opération et son lieu d'élection.

Nous ne parlerons que pour mémoire de l'hypothèse de l'inflammation primitive du tissu cellulaire, gagnant de proche en proche et abandonnée bientôt pour l'extension par les lymphatiques. Actuellement deux théories sont en présence.

Beauchet, élève de Velpeau, distingue dans son mémoire deux formes d'inflammation : l'une franchement phlegmoneuse, l'autre qui n'est que la synovite des gaines tendineuses. C'est peut-être la première fois que l'on voit formulée cette séparation entre l'inflammation ayant pour siège les gaines tendineuses et celle qui s'est développée en dehors d'elles.

Vers 1867, Dolbeau introduisit dans cette question et d'une manière générale dans toute l'étude des phlegmons profonds, une notion nouvelle, celle de la lymphangite. Il expliqua comment, au niveau d'une écorchure d'un doigt, siégeant en un point quelconque, les produits infectieux (aujourd'hui les microbes) étaient absorbés par les lymphatiques et s'arrêtaient en un point au niveau duquel apparaissait le phlegmon. De même qu'il y a d'abord adénite, puis phlegmon extra-ganglionnaire, adéno-phlegmon, il y aurait à la main, dans les cas qui nous occupent, d'abord lymphangite, puis péri-lymphangite dans le tissu cellulaire. Lymphangite n'est peut-être pas l'expression exacte dans la région qui nous occupe, car Sappey décrit sur le trajet des lymphatiques profonds de la main, de petits ganglions, quelquefois rudimentaires et réduits à l'apparence de confluents lymphatiques, et il se peut que les suppurations profondes ne soient que les adéno-phlegmons de ces ganglions. Ce n'est là qu'une hypothèse, en tout cas, la théorie de Dolbeau me paraît être celle à laquelle se rattachent la plupart des cas que j'ai pu observer. Si dans certains cas, la gaîne du long fléchisseur du pouce est manifestement intéressée, on peut l'expliquer de la façon suivante : Quand au lieu d'évacuer le pus par une incision faite à temps, on l'a laissé s'accumuler en abondance, il peut arriver que le foyer trouve plus de résistance du côté de la peau que du côté de la gaîne et s'ouvre dans cette dernière, au lieu de se vider au dehors. La gaîne, au contact du pus, devient aussitôt le siège d'une inflammation intense et le tendon se nécrose et s'exfolie. Mais on le voit, c'est là le point important, si cette gaîne contient du pus, ce n'est pas qu'elle ait suppuré ; le pus qui s'y trouve vient du dehors, et c'est lui qui, en pénétrant dans la gaîne, l'a enflammée consécutivement.

Cette théorie de la propagation de l'inflammation par les lymphatiques a été surtout combattue par Gosselin et ses élèves qui ont cherché à démontrer l'existence primitive de la synovite suppurée des gaînes de la main, alors que Dolbeau la considérait comme secondaire. Pour Gosselin, l'inflammation suppurative part d'un doigt (le pouce dans les cas qui nous concernent) jusqu'à l'extrémité duquel se prolonge la grande bourse synoviale carpienne. Elle se propage de la gaine au tissu cellulaire environnant, en vertu d'une aptitude particulière qu'ont les bourses synoviales sous-cutanées et tendineuses à transmettre au tissu conjonctif ambiant les phlegmasies et surtout les phlegmasies suppurantes dont elles deviennent le siège.

Voici sur quels arguments s'appuyait Gosselin. Le principal est la description qu'il donne, dans ses cliniques, de la main d'un malade mort à la suite d'un phlegmon de la main causé par une piqûre du petit doigt. On trouva à l'autopsie une inflammation suppurative bien limitée aux gaînes. A cet argument, Gosselin ajoute que la théorie de Dolbeau ne peut pas être démontrée anatomiquement. Mais n'est-ce pas précisément un des caractères de la lymphangite de donner lieu à des foyers siégeant loin de la blessure primitive, et personne n'hésite à rattacher à la lymphangite l'abcès de l'aisselle qui survient quelques jours après une écorchure de la main.

La deuxième objection de Gosselin, c'est que ces abcès devraient être sur le trajet de la radiale et de la cubitale, parce que c'est là que passent les principaux lymphatiques profonds. Or, non seulement on peut voir des abcès suivre cette voie ; mais il ne faut pas oublier les lymphatiques qui accompagnent les vaisseaux interosseux, car ce sont précisément ceux-là qui se trouvent ordinairement atteints.

Gosselin fait remarquer enfin que ces phlegmons s'observent toujours à la suite des blessures du pouce ou du petit doigt. Or, cette affirmation est trop absolue, et si la blessure siège souvent au pouce elle en occupe non seulement la face palmaire, mais n'importe quelle partie. Quant aux raideurs tendineuses et aux adhérences consécutives, elles tiennent vraisemblablement à une synovite plastique mais secondaire, comme celle qui porte sur les articulations du carpe et des doigts.

En réalité, on ne saurait être partisan exclusif de l'une ou de l'autre théorie, et l'on a tort de les opposer catégoriquement l'une à l'autre. Dans la région qui nous occupe, il est certain que le phlegmon lymphangitique est le plus fréquent ; il revêt une physionomie spéciale, bien distincte de celle du phlegmon des gaînes et il avait été complètement laissé dans l'ombre avant le professeur Le Dentu, qui, dans une remarquable leçon, le tira de son obscurité et traça d'une manière magistrale la ligne de démarcation de ces deux affections rivales.

En somme, nous pouvons faire intervenir trois modes d'inflammation pour la région qui nous intéresse : inflammation née sur place dans la région même, inflammation venue d'une région voisine par l'intermédiaire des lymphatiques, inflammation due à l'extension d'un phlegmon de la gaîne du long fléchisseur propre du pouce, mais il n'en reste pas moins vrai que le type des phlegmons de la région est le phlegmon lymphangitique que nous aurons à différencier plus tard du phlegmon de la gaîne synoviale du long fléchisseur du pouce.

ANATOMIE PATHOLOGIQUE

Nous ne ferons pas un chapitre particulier de l'anatomie pathologique du phlegmon qui se développe dans la région que nous avons décrite ; il n'y a rien de spécial à signaler et on retrouve l'anatomie pathologique commune à toute inflammation.

Au point de vue de la variété, disons seulement que

l'on peut avoir affaire à deux sortes d'abcès. Dans un cas l'abcès est bien localisé, il n'occupe exclusivement que la loge étudiée plus haut, dont les limites ostéo-fibreuses servent de barrière à la progression du pus. Dans l'autre cas, les aponévroses sont trop faibles pour opposer une résistance suffisante à la marche envahissante de l'inflammation : on a alors l'abcès diffusé dont nous rapportons une observation, et la diffusion peut se faire, soit du côté du creux de la main, soit du côté de l'avant-bras, le pus cheminant avec le plus de facilité le long des voies de communication avec ces régions voisines, c'est-à-dire le long des vaisseaux et des nerfs.

CHAPITRE IV

SÉMÉIOLOGIE

Dans la séméiologie, nous n'envisagerons que les caractères du phlegmon angioleucitique et nous verrons au diagnostic différentiel les signes propres au phlegmon de la gaîne synoviale. Nous considérons trois périodes dans l'inflammation : une période de début ou de congestion, une période de suppuration et une période d'ulcération ou de mortification.

Période de congestion. — Les phlegmons angioleucitiques débutent rarement par des symptômes à grand fracas. Comme point de départ, une plaie, le plus souvent insignifiante; puis apparaissent différentes sensations partant du point où s'est faite l'inoculation. Le malade éprouve tout d'abord une sorte de gêne, de lourdeur de la main, en même temps qu'une sensation de chaleur ou de cuisson. Graduellement la douleur devient lancinante, la main se tuméfie, la fièvre s'allume. Les symptômes généraux peuvent devenir très intenses, au point d'en imposer pour une maladie générale.

A cette première période, la main se présente avec les caractères suivants : un gonflement très étendu du dos de la main presque toujours, des doigts quelquefois, gonflement qui peut encore envahir le poignet; la paume de la main reste le plus souvent normale. La peau est rosée plutôt que rouge, à sa surface se dessine quelquefois une traînée de lymphangite réticulaire.

A part ces détails, elle paraît normale; le derme n'est pas distendu; au toucher, il est souple, la pression du doigt n'y détermine aucun godet; on peut le pincer, et le pli qu'il forme n'est guère plus épais que du côté sain; en un mot, ce n'est ni à son niveau, ni dans le tissu cellulaire sous-cutané que siège la cause de l'empâtement de la main. La sensation que donne l'élasticité du derme comparée à celle fournie par l'engorgement profond de la région, est tout à fait caractéristique. Dolbeau, sans insister sur les signes cliniques, signale l'œdème profond, et Chevalet le met sur le compte des cataplasmes, explication que leur abandon ne rend plus valable. Mais si la fluctuation vraie n'existe pas, on trouve, à la fin de cette période, des zones d'empâtement profond, un peu dures, douloureuses au toucher, là où se développera plus tard la collection purulente.

L'état fonctionnel de la main mérite de fixer notre attention ; en effet, jusqu'à la période de réparation et sauf complication, nous retrouverons à tous instants les doigts et le poignet mobiles. Leurs mouvements ne causent que des douleurs légères et dues uniquement aux tiraillements subis par les tissus enflammés : les gaines synoviales sont donc indemnes. Le pouce prend une attitude caractéristique ; il se place en abduction comme nous le trouverons maintes fois signalé dans nos observations ; ses mouvements de flexion et d'extension sont conservés, mais les mouvements d'abduction et d'adduction sont beaucoup diminués, et gênés par la présence de la collection purulente.

Cette première période dure de quatre à six jours.

Période de suppuration. — Elle s'annonce toujours par de grandes oscillations thermiques. La douleur prend un caractère plus fixe ; la pression détermine facilement des points maxima. Un palper attentif fait reconnaître l'induration et quelquefois la sensation de flot. Toutefois, pour cette dernière recherche, les auteurs donnent une série de précautions, car souvent la fluctuation est très vague. A ce sujet, le professeur Le Dentu s'exprime en ces termes :

« Je tiens à insister quelque peu sur la recherche de la fluctuation. Sachez d'abord qu'il ne faut pas s'en rapporter uniquement aux signes physiques pour conclure à la suppuration, sans quoi vous vous exposeriez à ne la reconnaître que trop tardivement. Vous devez tenir compte de la durée de la maladie d'une manière générale, il est rare que le pus existe à l'état de foyer circonscrit avant le sixième ou le huitième jour ; toutefois, dans la synovite où la cavité est toute préparée, l'abcès peut être constitué au bout de trois à quatre jours. Rappelez-vous qu'il n'y a pas de région où l'œdème ressemble autant à la fluctuation qu'à la main, particulièrement dans l'intervalle qui sépare l'index du pouce, où la peau est lâche et se laisse facilement soulever par l'infiltration ». Le membre étant immobilisé sur un plan résistant, on ne palpera guère qu'avec les pulpes digitales d'un doigt ou deux au plus de chaque main, en les appliquant à une certaine distance l'un de l'autre : c'est le seul moyen de ne pas être abusé par la rénitence élastique d'une peau devenue légèrement œdémateuse.

A cette période, lorsque l'abcès n'est pas diffusé, le gonflement est assez caractéristique. Du côté dorsal, on a une forte saillie bridée aux limites de la région ; du côté palmaire, le gonflement est moins dessiné et on peut assez bien caractériser l'aspect de la région en la comparant à un petit œuf aplati du côté palmaire et dont la pointe serait dirigée vers le sommet de l'espace interosseux.

Signe capital, et sur lequel on ne saurait trop insister : Le jeu des deux tendons extenseur et du fléchisseur s'effectue encore librement et sans éveiller de douleurs vives. Le pouce reste toujours en abduction forcée et le mouvement d'adduction est impossible.

Quelquefois, au moment où la suppuration est complètement collectée, il se produit une détente assez marquée dans la douleur et les phénomènes généraux. Il ne faudrait pas considérer ce signe comme indiquant la résolution du phlegmon ; il ne s'observe guère d'ailleurs à la main, car l'aponévrose palmaire maintient par sa résistance la tension du foyer.

Période d'ulcération et de mortification. — Nous ne

rappelons pas les conséquences bien connues de ces suppurations profondes : sphacèle du tissu cellulaire, fistules, clapiers, septicémies, etc. On ne les voit plus guère de nos jours que chez les malades traités tardivement.

Avec plus de justesse, on pourrait intituler cette troisième période : Période d'évacuation du pus et période de réparation.

CHAPITRE V

ÉVOLUTION. DURÉE. TERMINAISONS

Evolution. — Il ne faut pas croire cependant que l'ouverture de la collection purulente va toujours faire tout rentrer dans l'ordre. Le circuit lymphatique du membre entier est souvent infecté, de nouveaux abcès peuvent se former. La température s'élève chaque fois pour redescendre après un nouveau débridement. Il arrive souvent qu'elle demeure élevée, si même elle ne monte pas davantage à la suite de ces interventions; cette ascension thermique est due sans doute aux portes nouvelles qui s'ouvrent à l'infection par le fait de la diérèse chrurgicale : c'est une fièvre d'inoculation. Au moment où les œdèmes diminuent et se résorbent, la courbe thermique offre encore une particularité utile à connaître, c'est un ou plusieurs ressauts parfois très élevés, très brusques et même accompagnés de frissons qui viennent tout à coup interrompre la chute progressive de la température.

On craint une poussée nouvelle, voire même la pyohémie, mais l'état général est excellent, on ne trouve aucun foyer nouveau, la main est souple, l'écoulement des liquides est parfait, les plaies bourgeonnent et rien ne vient donner la clef de cette poussée fébrile qui disparaît en vingt-quatre et quarante-huit heures. Ces élévations de température étudiées par de Bovis, ont été appelées par lui fièvre de résolution; elles sont très probablement dues à la résorption des exsudats par les voies lymphatiques et veineuses redevenues perméables; ces exsudats sont encore septiques, et leur rentrée trop rapide dans la circulation est cause, sans doute, des phénomènes observés.

Durée. Terminaison. — La guérison est lente à venir; les poussées lymphangitiques entretiennent la suppuration et la fièvre dans quelques cas. Si chez certains malades l'affection est terminée au bout de huit ou quinze jours, chez d'autres, la sortie de l'hôpital ne peut avoir lieu qu'après un séjour de deux ou trois mois.

Si, lorsqu'il s'agit de lésions peu étendues, le retour intégral de la fonction s'observe, il n'en est pas de même dans les formes graves à foyers multiples et successifs. Dans ces cas, il persiste, après la guérison, des noyaux scléreux sous-cutanés, des adhérences téno-cutanées, de l'hyperostose de la face dorsale des métacarpiens. Le tissu cellulaire reste atrophié et sclérosé; l'espace interosseux est considérablement diminué de volume, la main aplatie et déformée a perdu sa force, l'avant-bras même est amaigri et ses différentes couches soudées les unes aux autres.

COMPLICATIONS

Les complications que l'on peut rencontrer à la suite d'un phlegmon du premier espace interosseux sont nombreuses; nous ne mentionnerons que les principales.

Tout d'abord nous pouvons avoir des téno-synovites. Les gaînes suppurent rarement, mais situées au voisinage immédiat des foyers purulents, elles deviennent parfois le siège d'une synovite plastique dont les conséquences peuvent être très graves. En raison de la marche habituelle de l'affection, prédominant du côté dorsal, ce sont les tendons extenseurs qui souffrent le plus et le plus souvent; ils adhèrent de toute part au tissu de sclérose résultant de l'inflammation qui a transformé en une couche, pour ainsi dire unique, derme, hypoderme, tissu cellulaire et périoste. On conçoit les troubles fonctionnels qui en résultent : les tendons sont comme raccourcis et l'attitude de repos des doigts devient l'extension. Pour permettre aux premières phalanges de se fléchir, il faut que les deuxième et troisième de l'index se mettent en hyperextension ou, quand il s'agit du pouce, la deuxième seule. Réciproquement, si l'on peut fléchir les dernières, les premières doivent demeurer étendues. Quand la ténosynovite a frappé les fléchisseurs, ce qui est plus rare, c'est l'attitude en griffe qui domine.

Mais si graves qu'ils soient, il y a loin de ces troubles fonctionnels à l'impotence presque absolue que laissent derrière elles les synovites suppurées.

A côté des ténosynovites on a signalé des arthrites suppurées, mais on ne les observe guère que chez des malades tardivement traités.

Chevalet insiste sur l'ankylose des petites jointures, et leur impute les troubles fonctionnels. Mais il y a plutôt périarthrite, qu'arthrite ankylosante vraie. Nous n'avons observé ni craquements, ni douleurs au niveau des articulations des doigts, et la cause de leur impotence nous paraît résider dans l'atrophie scléreuse des tissus périarticulaires et de leur appareil moteur.

De temps en temps on rencontre aussi des myosites. Les muscles s'infiltrent à la longue et peuvent faire hernie à travers les incisions, d'où l'utilité de ménager autant que possible les gaines aponévrotiques en suivant les interstices. Mais cette infiltration amène souvent à sa suite la sclérose, l'atrophie et le raccourcissement des muscles, tous phénomènes qui peuvent s'ajouter à la ténosynovite pour altérer ultérieurement le jeu des doigts.

Enfin on a signalé des troubles trophiques et de la névrite. La peau est amincie, rouge et lisse, embrassant le squelette comme une gaîne inextensible. Une sudation abondante perle à la surface cutanée, la sensibilité est altérée, il y a de la tendance au refroidissement. Les muscles perdent leur volume et leur énergie contractile.

Chevalet impute les rétractions musculaires et tendineuses à l'irritation nerveuse, tandis qu'Altemaire et de Bovis pensent qu'elles relèvent plus directement de la sclérose cicatricielle ou des processus analogues qui ont pu envahir la gaîne des nerfs.

Comme dans toute suppuration, on peut observer la septicémie, l'embolie infectieuse, mais à peine signalerons-nous ces complications, n'ayant en l'espèce rien de particulier.

CHAPITRE VI

DIAGNOSTIC

Au début de l'affection, nous avons à faire le diagnostic avec une série d'inflammations. En premier lieu, l'érysipèle ; il se caractérise par l'induration et le bourrelet dermiques, une rougeur intense, tous phénomènes qui manquent dans les phlegmons profonds.

Dans les lymphangites sous-cutanées ou phlegmons superficiels, l'apparition presque immédiate de symptômes inflammatoires du côté de la peau, la fluctuation précoce suffisent pour les caractériser.

Il est à peine utile de parler du diagnostic avec les phlegmons de la main proprement dite où l'on trouve des symptômes plus accentués, une extension plus considérable de l'inflammation, en un mot, une gravité plus grande de l'affection et des signes tout à fait différents. Mais je veux insister sur le diagnostic avec le phlegmon de la gaîne du long fléchisseur propre du pouce en me reportant à l'excellente leçon du professeur Le Dentu.

Comment peut-on, cliniquement au moins, dans un certain nombre de cas, faire le diagnostic entre un phlegmon d'une gaîne, une synovite et un phlegmon lymphangitique ?

Une considération de premier ordre, c'est le siège et la nature de la blessure qui a été le point de départ des accidents. Nous avons indiqué dans la partie anatomique la position exacte du tendon du long fléchisseur propre du pouce et de sa gaîne, de sorte qu'une blessure siégeant sur la face palmaire du pouce doit nous faire penser à une lésion directe de la synoviale. Dans les phlegmons lymphatiques profonds, au contraire, le point de départ est le plus souvent une excoriation superficielle placée sur les parties riches en lymphatiques : pulpes digitales, faces dorsales des deux premiers doigts, zone périphérique de la paume.

Un second signe de valeur, c'est l'attitude du pouce qui a quelque chose de caractéristique. Toujours, en cas de synovite, il se fléchit vers la paume de la main, et cette flexion s'accentue de plus en plus. Si on cherche à l'étendre de force, on provoque une douleur extrêmement vive, et quelquefois, dans les premières phases de l'affection, on provoque une sorte de crépitation amidonnée. Ce phénomène est court et inconstant dans la synovite suppurée ; il indique une phase d'exsudation plastique qui est rapidement suivie de suppuration. On l'observe beaucoup plus souvent dans les synovites primitives sans plaie, particulièrement les synovites rhumatismales et blennorrhagiques. La douleur à la pression est aussi un indice de valeur ; dans ce cas, elle est limitée au trajet anatomique de la gaîne, au moins dans la période qui précéde la suppuration. Lorsque survient l'exsudation liquide, on constate une fluctuation qui reste encore, d'une manière générale, limitée à la région de la gaîne.

Dans le phlegmon lymphangitique, la déformation du pouce en griffe apparaît moins vite ; il est possible de l'étendre pendant toute la durée de l'affection, sauf lorsque cette dernière se complique d'un certain degré de synovite de voisinage.

D'autre part, le siège de l'œdème et du gonflement est tout à fait différent. Dans le cas de synovite, l'extension se fait surtout du côté du poignet, dans la synoviale radio-carpienne ; dans celui de lymphangite, l'œdème est plus diffus et tend à gagner promptement la face dorsale de la main, où il se localise dans son siège de prédilection : le premier espace interdigital. En ce point, l'infiltration peut être abondante et même donner la sensation d'une fluctuation très trompeuse, si bien que l'on est tenté d'y pratiquer une incision dès le début. L'œdème est donc plus précoce et plus diffus.

Enfin, à la dernière période de l'affection, le diagnostic différentiel devient très difficile, car de même que l'inflammation du tissu conjonctif ne tarde pas à retentir sur les gaînes, de même aussi l'abcès synovial fuse rapidement dans le tissu conjonctif ; et, à une période un peu avancée des deux variétés d'inflammation, le foyer suppuré s'étend dans les mêmes limites. Toutefois l'extension de la synovite est plus précoce.

CHAPITRE VII

PRONOSTIC

A l'heure actuelle, et depuis les progrès de l'antisepsie, le pronostic de cette affection s'est singulièrement amélioré, les complications sont devenues extrêmement rares ; et dans la plupart des cas, le phlegmon guérit sans laisser de trace, à part quelques raideurs, quelques scléroses qu'un traitement bien dirigé nous apprendra à combattre. Seule, maintenant, l'extension aux gaînes est à redouter, entraînant avec elle un pronostic fonctionnel particulièrement sombre. Au point de vue militaire, l'affection est suffisamment grave pour exiger une suppression de tout service actif pendant plusieurs mois ; rarement, elle nécessite la réforme de l'individu.

CHAPITRE VIII

TRAITEMENT

Nous suivrons pour l'exposé du traitement le plan que nous avons adopté pour la symptomatologie et nous envisagerons successivement les moyens à opposer à l'affection, d'abord à la période de congestion, puis à la période de suppuration, enfin à la période de réparation.

A la période de congestion, on pourra recourir aux abortifs et à une médication calmante. Les abortifs, ou réputés tels ont bien perdu de leur ancienne vogue, mais il y aurait lieu cependant de ne point les mépriser complètement, le professeur Le Dentu recommande, en effet, volontiers, les émissions sanguines, mouchetures ou sangsues. « A la période de début, dit-il, vers le deuxième ou troisième jour, si par bonheur, vous êtes appelés immédiatement, commencez par débrider et désinfecter la plaie qui a été le point de départ de l'infection. Les bains antiseptiques dans lesquels vous plongez la main et tout l'avant-bras, ont un effet des plus heureux. Je me sers habituellement d'une solution phéniquée ne dépassant pas le titre de 1/400e, car j'ai remarqué qu'une solution plus concentrée provoque de l'érythème et quelquefois une éruption vésiculeuse. Il suffit de prescrire une solution concentrée à étendre d'une quantité convenable d'eau bouillie. Il est un autre traitement, bien délaissé à l'heure actuelle, qui cependant ne devrait pas être complètement laissé de côté, je veux parler des émissions sanguines locales. Dans certains cas, ce moyen peut amener la résolution de l'inflammation, et lorsque vous vous trouverez en présence d'un phlegmon ne s'accompagnant pas des symptômes d'une infection grave, ne réclamant pas une intervention immédiate, le deuxième ou le troisième jour, vous pourrez être utiles au moyen de bonnes émissions sanguines à l'aide de sangsues. Comme pansements, les cataplasmes doivent être proscrits, car il existe une plaie, et ce serait la recouvrir d'un milieu de culture. Vous vous servirez d'une grande quantité de compresses de mousseline imbibées d'une solution de sublimé à 1/2.000e ou d'acide borique à 30/1.000e additionnée de laudanum. Vous aurez soin que le pansement s'étende largement au delà des limites de l'inflammation, et vous le recouvrirez de taffetas gommé ou gutta-percha laminée, afin de lui conserver son humidité jusqu'au soir ou au lendemain lorsque vous le renouvellerez. » Tous ces procédés, s'ils n'arrêtent pas les infections graves, amènent en tout cas une détente et un soulagement considérables.

Mais il est bon de ne pas s'attarder sur ces moyens palliatifs. L'indication formelle pour le chirurgien est d'ouvrir le plus tôt possible la collection et de ne pas attendre une fluctuation, qui souvent ne se rencontre pas. Aussitôtque le gonflement sera manifeste, il faudra ouvrir. La situation et les rapports anatomiques du foyer obligent à inciser prudemment en se rappelant les données de la médecine opératoire. Où et comment faut-il conduire l'instrument?

Inciser du côté palmaire, au niveau de l'éminence thénar, obligerait à faire une plaie énorme et à sectionner tous les muscles du pouce, on s'exposerait en outre à diviser l'artère radio-palmaire ou l'arcade superficielle. Si toutefois il était nécessaire de débrider de ce côté, il faudrait inciser, soit au dessous du pli moyen de la main, dans la partie inférieure de la main, soit au-dessous d'une ligne qui prolongerait le bord interne du pouce fortement écarté de la main.

Attaquer la région par sa face dorsale, ce serait s'exposer à blesser l'artère radiale au moment où elle traverse le premier espace interosseux ou une de ses branches, et particulièrement le tronc commun des artères collatérales de l'index et du pouce, qui, né au niveau du point où la radiale perfore cet espace, est quelquefois très long et très gros et court souvent le risque d'être blessé.

Le véritable point d'élection pour l'ouverture des phlegmons de cette loge, c'est la commissure interdigitale. En dirigeant son incision parallèlement à cette commissure, on pénètre dans la nappe de tissu cellulaire existant entre l'adducteur du pouce et le premier interosseux dorsal. Là, on ne risque d'ouvrir aucun vaisseau, on incise dans un point déclive éminemment favorable à l'écoulement du pus et permettant le drainage sans difficulté. Ce mode d'incision a été employé dans la plupart des cas de nos observations et a toujours réussi. Si toutefois, par suite d'une anomalie artérielle on intéressait un vaisseau dans l'incision il ne faudrait pas craindre d'ouvrir davantage pour saisir les deux bouts de l'artère.

Mais souvent cette première incision ne suffit pas à assurer le libre écoulement du pus et, la plupart du temps, une contre-ouverture est nécessaire. Le point où elle devra porter est indiqué par la localisation des phénomènes inflammatoires qui ont persisté. Si la douleur et le gonflement restent marqués sur la face palmaire, c'est de ce côté que l'on aura tout intérêt à pratiquer la contre-ouverture. Au contraire, la tuméfaction reste-elle accentuée du côté dorsal, c'est en ce point que devra porter le nouveau débridement. C'est alors qu'il sera nécessaire d'inciser avec précaution, au besoin, on procèdera de la manière suivante : on coupera la peau au bistouri, puis on se servira de la sonde cannelée pour effondrer les autres plans au milieu desquels pourrait se trouver une artériole, ce qu'il convient de faire dans toute région dangereuse.

Enfin, dans le cas d'extension aux régions voisines, on ouvrira là où le phlegmon se sera diffusé, en usant des précautions indiquées ci-dessus. Si la propagation de la lésion est très étendue, s'il survient des complications septiques, une désorganisation très marquée de la main, il faudra parfois en venir à l'amputation, mais c'est là une nécessité à laquelle il ne faut pas se résoudre hâtivement.

En tous cas, après l'ouverture du phlegmon, il est nécessaire de drainer la loge pour faciliter l'évacuations du pus. S'il a été besoin d'une contre-ouverture, il est tout naturel que le drain fasse communiquer les deux incisions entre elles. Dès que le pus sera moins abondant, le drain sera remplacé par un tube de moindre diamètre et sera retiré complètement lorsque la suppuration aura presque disparu. Néanmoins, il sera bon de faire traverser le trajet par un fil antiseptique qui servira de guide pour le cas où le drain aurait été retiré prématurément et devrait être replacé.

Enfin, à la période de réparation, c'est contre les raideurs articulaires et tendineuses finales qu'il faudra surtout lutter avec persévérance, raideurs qui, si on les abandonnait à elles-mêmes, pourraient être cause d'une infirmité définitive. D'où la nécessité de prescrire des bains aromatiques, du massage, de l'électricité, d'imprimer des mouvements forcés aux articulations des deux premiers doigts pour briser les adhérences des tendons. Souvent il sera nécessaire de lutter contre ces raideurs pendant une période qui peut durer de deux à six mois, jusqu'à la restitution *ad integrum*.

OBSERVATIONS

OBSERVATION I (inédite.)
(Recueillie dans le service de M. le médecin major VIALLE.)

Phlegmon de l'espace commissural entre le pouce et l'index

M... Pierre, 6e régiment d'artillerie, 23 ans, entré à l'hôpital le 25 avril 1902 pour un phlegmon de la main. Le 17 avril, le malade vaquant à ses occupations de cuisinier à la caserne, mettait du bois dans le feu, lorsqu'un éclat de bois pénétra dans la commissure du pouce et de l'index de la main droite. La douleur étant vive, il essaya d'enlever le corps étranger, mais ne put parvenir, croit-il, à l'extraire complètement.

Deux jours après, apparut tout autour de la petite plaie, un léger gonflement, en même temps que la peau se colorait et prenait une teinte rouge vif. Traité à l'infirmerie régimentaire, il fut soigné par des pansements humides au sublimé. Mais au bout de trois jours, malgré ce traitement, la suppuration commençait en même temps que la rougeur et le gonflement augmentaient d'intensité. Les symptômes précités et la douleur s'exagérant de plus en plus, le médecin-major envoie le malade à l'hôpital Desgenettes, le 25 avril, où il est reçu dans le service des blessés.

A l'inspection, on constate un gonflement très appréciable de la face dorsale de la main et de l'avant-bras droit à sa partie inférieure, il en est de même à la face palmaire. Notons toutefois que ce gonflement est surtout accentué au niveau du premier espace interosseux et interdigital. La peau est de coloration normale, excepté à la face dorsale de la main au niveau du premier espace interrosseux où elle est rouge vif, violacée, distendue par places par des phlyctènes et mortifiée. Elle présente également dans cette région quatre petites ouvertures qui donnent issue par la pression à un pus jaune rougeâtre, très fluide, mélangé à un peu de sang.

On constate en outre une augmentation de chaleur dans toute cette région, la peau au toucher est chaude.

La douleur est spontanée et provoquée. Spontanément, elle est vive, et se manifeste par des sensations de piqûre, surtout la nuit; provoquée, elle est plus intense, et il suffit de presser légèrement sur la région malade, pour la faire ressentir très vivement par le malade.

A la palpation on constate une fluctuation profonde très nette au niveau de la région interdigitale et interosseuse des deux premiers doigts, cette fluctuation est surtout appréciable à la partie dorsale. Tout autour, on note un empâtement des régions voisines, il n'y a pas d'engorgement ganglionnaire de l'aisselle.

Les mouvements de la main sur l'avant-bras, mouvements de flexion et d'extension, quoiqu'un peu gênés par la présence du gonflement inflammatoire voisin, ne sont nullement entravés, et s'exécutent complètement, les mouvements de flexion et d'extension des doigts sont conservés, il en est de même pour le pouce dont les mouvements ne sont qu'un peu gênés par suite de l'inflammation, mais néanmoins se font dans toute leur étendue. L'état général est excellent, la température toutefois n'est pas normale, et on a noté à l'infirmerie jusqu'à 38° 5.

Diagnostic anatomique. — La lésion siège au niveau du premier espace interrosseux et interdigital de la main droite. Elle n'intéresse ni la gaine du pouce ni les gaines des autres doigts puisque les mouvements de tous les doigts sont bien conservés et non douloureux et que la palpation ne révèle aucun gonflement au niveau de ces gaines.

Diagnostic clinique. — La rougeur, la douleur, la chaleur locale, la tumeur et la suppuration nous font faire le diagnostic d'une affection inflammatoire. Nous avons affaire à un phlegmon de la main droite, limité au premier espace interdigital et interosseux, assez profondément situé (fluctuation profonde) s'accompagnant de lymphite à son voisinage (léger gonflement tout autour de la zone malade, mais n'atteignant pas les gaines de la région).

Le pronostic fonctionnel est excellent, et sauf une complication au niveau des gaines et l'extension du phlegmon à l'avant-bras, on peut espérer une guérison rapide.

On fait une incision de 4cm. au milieu de la face dorsale du premier espace interdigital, incision descendant jusqu'au bord de la commissure. On draine.

Le malade sort guéri au bout de trois semaines.

OBSERVATION II (inédite).

(Recueillie dans le service de M. le médecin major JACOB)

Phlegmon de l'espace commissural du pouce

F... Joseph, 2e dragons, 23 ans. Le 25 mars 1904, en travaillant, le malade s'enfonce une queue de lime dans le premier espace interosseux de la main gauche, sur une profondeur de 2cm. Il se lave aussitôt avec du sublimé et ne travaille pas de la journée. Toutefois dès le lendemain, il se produit un peu de gonflement localisé surtout au niveau de la commissure du pouce et de l'index. Le malade souffre, a une température de 38° 7 et se trouve gêné dans les mouvements du pouce. Jusqu'au 5 avril, on le traite par des bains de sublimé et des pansements humides. Après une légère atténuation des symptômes, le gonflement devient plus intense, la douleur est lancinante et on envoie le blessé à l'hôpital.

Le 6 avril on fait une incision en croix au niveau du premier espace interosseux dorsal, on évacue le pus, on place un petit drain dans l'ouverture et on fait un pansement humide. Dès lors les phénomènes inflammatoires disparaissent rapidement, la fièvre tombe, la douleur cesse, l'œdème diminue rapidement et le 30 avril, le malade sort complètement guéri sans que les mouvements des doigts et de la main aient été en rien compromis.

OBSERVATION III (inédite)

(Recueillie dans le service de M. le médecin-major JACOB)

Phlegmon du 1er espace interosseux de la main droite développé à la suite d'une piqûre infectée.

G..., Félix, 96e régiment d'infanterie, 23 ans. Le 23 mars, en lavant un pantalon, le malade se piqua avec l'ardillon de la boucle au niveau de la 2e articulation métacarpo-phalangienne, à l'extrémité du pli commissural qui unit le pouce à l'index. Le blessé saigna peu et le surlendemain la région commença à enfler. Pendant huit jours, on le traite par les bains de sublimé et des pansements humides. Enfin, le 30 mars, on ouvre la collection, on fait une incision transversale de 2 cm de largeur à 1 cm au-dessus du pli commissural. Le lendemain, le malade a une température de 39° ; toute la main est enflée ainsi que l'avant-bras et on envoie le blessé d'urgence à l'hôpital.

Là, on fait une incision dorsale perpendiculaire à la précédente et une incision palmaire également perpendiculaire à l'incision primitive. On place des drains dans toutes les incisions et on fait un pansement humide. Une détente se produit et le pus s'écoule avec facilité. L'inflammation qui, un instant, avait menacé de gagner l'avant-bras, diminue peu à peu et, au bout d'un mois, tout rendre dans l'ordre. Les drains sont retirés au fur et à mesure que la suppuration se tarit et le malade sort de l'hôpital le 8 mai, complètement guéri.

OBSERVATION IV (inédite)

(Recueillie dans le service de M. le médecin-major Jacob)

Phlegmon de la main localisé à l'espace interdigital situé entre l'adducteur du pouce et le 1er interosseux.

N..., Charles, 2e régiment de dragons, 23 ans, Le 2 février, le malade tenait le pied d'un cheval que l'on ferrait ; dans un brusque mouvement, la main du cavalier fut égratignée par deux clous qui dépassaient du sabot. La plaie paraissait légère et le blessé continua à faire son service. Il se produisit bientôt du gonflement qui envahit peu à peu toute la main, mais localisé surtout du côté du pouce. Le malade se présenta alors à la visite, et il fut traité par les bains de sublimé et les pansements humides ; enfin, l'inflammation augmentant et la suppuration spontanée menaçant de se produire, on l'envoie à l'hôpital où il est examiné.

A l'inspection, on remarque d'abord un gonflement qui occupe toute la main et surtout la partie externe, bien limité du côté du pouce, et allant en diminuant vers l'extrémité des autres doigts. La peau présente les signes de l'inflammation, localisés au niveau de la face palmaire du pouce et de l'espace interdigital entre le pouce et l'index.

A la palpation, on reconnaît que ce gonflement général est de l'œdème siégeant dans le tissu cellulaire du dos de la main et de la racine des doigts. Mais au niveau du pouce, le gonflement siège plus profondément ; on a la sensation d'une poche liquide. Cette fluctuation montre que le liquide est collecté dans l'espace entre l'adducteur du pouce et le premier interosseux dorsal; en effet, c'est dans cette cavité triangulaire, à sommet s'enfonçant vers la profondeur, que l'on sent le mieux la fluctuation.

Les mouvements du pouce lui-même (flexion et extension) sont conservés, mais les mouvements d'abduction et d'adduction sont beaucoup diminués et gênés par la présence de la collection purulente.

Opération. — On fait une incision sur la face palmaire, au niveau du bord externe de l'éminence thénar et une seconde incision à la base de l'espace interdigital qui sépare le pouce et l'index, incision parallèle à la commissure qui unit ces deux doigts. On fait passer un drain par ces deux ouvertures et on applique un pansement humide et compressif. Il se produit une grande amélioration dans l'état du malade. Quinze jours après l'opération, l'évacuation du pus ne se fait plus complètement et on observe de la rétention, on fait alors une nouvelle incision, parallèle à l'axe des métacarpiens et s'enfonçant dans l'espace interosseux. Tout semble aller bien et les mouvements d'abduction et d'adduction du pouce reparaissent peu à peu.

Un mois après, de nouveaux phénomènes inflammatoires se montrent, toujours dans la même région, et on est obligé de faire une nouvelle incision : on pratique en même temps un curetage de la région et on retire quelques fongosités avec un petit séquestre. A la suite de cette opération, tout rentre dans l'ordre, le pouce récupère peu à peu tous ses mouvements et le malade sort le 30 avril définitivement guéri.

OBSERVATION V (inédite)

(Recueillie à la consultation de M. le professeur GANGOLPHE)

M..., 27 ans, ouvrier travaillant à la construction des pompes hydrauliques. L'affection a débuté le 12 juillet 1901 par une ampoule développée à 1cm en dedans de l'articulation métacarpo-phalangienne du pouce. Cette ampoule est due au frottement du manche du marteau dont le malade fait un usage continuel. Bientôt du pus vient se collecter sous l'épiderme. Le 17 juillet, apparaissent les premiers signes du phlegmon. La main devient chaude, douloureuse ; la peau est tendue, luisante. Le gonflement apparaît d'abord du côté palmaire, localisé surtout dans le premier espace interosseux et empiétant peu à peu sur la face dorsale.

Le 22 juillet, le malade se présente à la consultation de M. le professeur Gangolphe. La main offre le gonflement caractéristique qui a été décrit dans les observations précédentes. Seuls, les mouvements d'abduction et d'adduction se font avec difficulté.

On détache tout d'abord aux ciseaux l'épiderme qui recouvre l'ampoule, puis, à ce niveau, c'est-à-dire près de l'articulation métacarpo-phalangienne du pouce, on incise dans la profondeur. On fait, en outre, une contre-ouverture dorsale, à direction transversale, située à 1 cm au-dessus du pli commissural réunissant le pouce et l'index. On place un drain réunissant les deux incisions et on applique un pansement humide et compressif. Ce malade revu à plusieurs consultations consécutives, n'a rien présenté de particulier, et au bout de quinze jours, la guérison était complète.

OBSERVATION VI (inédite)

(Recueillie dans le service de M. le professeur TIXIER)

S..., 46 ans, employé de commerce. Le malade commence à souffrir dans la nuit du 7 décembre 1901. L'étiologie, dans le cas particulier, est très obscure, et le malade ne peut rattacher l'origine de son affection à une cause bien précise. Son attention fut tout d'abord attirée par un petit point rouge situé à l'extrémité interne de la commissure qui unit le pouce à l'index. Puis apparut du gonflement de la région, gonflement très nettement localisé à la partie inférieure de l'espace interdigital, et n'empiétant nullement sur les régions voisines. La tuméfaction s'accroît peu à peu et donne à la région un aspect typique, rappelant la forme d'un œuf, qui aurait été légèrement aplati d'un côté. En même temps se manifestent tous les symptômes qui accompagnent fatalement toute inflammation. Le malade se présente à la consultation le 10 décembre et on opère aussitôt le débridement du phlegmon.

Sur la face dorsale, on pratique deux incisions ; une incision horizontale parallèle à la commissure et une incision verticale perpendiculaire à la précédente. En outre, on fait du côté palmaire, une contre ouverture afin d'établir un drainage convenable. Le pus sort en assez grande quantité et on applique un pansement humide. Il n'y eut rien de particulier à signaler dans les consultations suivantes, et au bout de dix jours le malade pouvait être considéré comme définitivement guéri.

Observation VII (inédite)

(Recueillie dans le service de M. le professeur Rollet)

M..., 37 ans, dompteur. Le 7 mai, le malade est mordu par un de ses lions. La morsure comprend deux plaies au niveau du premier espace interosseux, l'une sur la face palmaire, la deuxième sur la face dorsale. Malgré les précautions antiseptiques prises immédiatement, l'inflammation ne tarde pas à apparaître. La région devient chaude, douloureuse et se tuméfie peu à peu, mais ici le gonflement n'est pas caractéristique, car le pus, dès sa formation, s'écoule par les plaies faites par le fauve. Le malade se présente le 12 mai à la consultation de M. le professeur Rollet. On se contente d'agrandir quelque peu les ouvertures primitives, et on place un drain dans la plaie de la face dorsale. Après ce débridement, les symptômes d'inflammation s'amendent peu à peu et après quelques pansements au sublimé renouvelés chaque deux jours, la suppuration se tarit et les plaies se cicatrisent peu à peu. Le malade, revu à la fin du mois, était complètement guéri.

OBSERVATION VIII (inédite)

(Recueillie dans le service de M. le professeur NIMIER)

D..., 22 ans, 24e régiment d'infanterie. Le 17 mars 1898, le malade, occupé à des exercices de sauts, se fit, dans une chute légère, de petites excoriations à la main gauche. Néanmoins, le malade continua son service pendant une quinzaine de jours, mais déjà, à partir du huitième jour, la main augmente de volume et les mouvements du pouce deviennent douloureux. On lui fait des frictions à l'alcool camphré, puis, devant les résultats négatifs du traitement, on l'envoie à l'hôpital.

La main est augmentée de volume surtout au niveau du premier espace interosseux ; dans cette région, la peau est rouge, tandis que partout ailleurs, elle a conservé sa coloration normale. La palpation de cet espace interdigital est très douloureuse, mais on ne peut arriver à déterminer une fluctuation nette.

Les mouvements de flexion et d'extension du pouce sont douloureux et difficiles, les mouvements d'abduction et d'adduction sont impossibles. Dans l'aisselle, on trouve plusieurs ganglions douloureux. Seule, la tuméfaction qui siège au niveau de l'espace interdigital du pouce et de l'index présente les caractères d'un véritable abcès (calor, tumor, rubor, dolor).

On fait au niveau de cet abcès, une incision parallèle au pli commissural. Il s'écoule du pus sanieux; on met un drain, on fait prendre au malade un bain antiseptique et on applique un pansement humide. Après l'intervention, tous les phénomènes inflammatoires s'amendent, les mouvements du pouce se rétablissent peu à peu et le 15 avril le malade sort complètement guéri.

OBSERVATION IX (inédite)

(Recueillie dans le service de M. le professeur NIMIER)

Excoriation du pouce et hématome suppuré de la loge commissurale du pouce

M..., 22 ans, 117e régiment d'infanterie. Le samedi 11 mars en sautant à la barre fixe, M... se heurta violemment le pouce droit. Il ressentit une vive douleur, éprouva de la gêne dans les mouvements du pouce et ce dernier commença à gonfler. Toutefois il est bon de noter que le malade se serait piqué le pouce quelques jours avant l'accident. Le 15 mars il entre à l'hôpital.

A l'inspection, le pouce droit est en abduction. On remarque une petite excoriation ancienne, sur la face dorsale du pouce, au niveau de l'articulation de la première phalange avec la deuxième. La peau est rouge, tendue. Il existe un gonflement prononcé de toute la région dorsale du pouce et de sa portion métacarpienne ; la main elle-même est gonflée. La rougeur et le gonflement ont leur maximum à la région postéro-interne du pouce, au niveau de la commissure qui réunit le pouce à l'index. Sur la face antérieure, le gonflement est moins accentué, mais le pouce est très élargi, surtout à sa base et dans la région commissurale ; les plis de flexion et d'adduction sont moins marqués à droite qu'à gauche.

On perçoit de la fluctuation, là où existe le maximum de gonflement et de douleur. La gaine du pouce est intacte ainsi que la pulpe de ce doigt.

On incise au bistouri la région postéro-interne du pouce

au point culminant, c'est-à-dire sur la commissure ; il s'échappe un flot de pus mêlé à du sang. On fait un pansement à la gaze iodoformée.

Le 28 mars, la cicatrisation est complète.

Observation X (inédite)

(Recueillie dans le service de M. le professeur Nimier.)

Phlegmon de l'espace interdigital du pouce consécutif à une plaie infectée de la main (lymphangite).

V..., 1er régiment d'infanterie de marine. Le 9 août 1899, le malade se fait une piqûre d'aiguille sur le bord interne de l'éminence thénar. La piqûre se referme, mais, huit jours après, la main se tuméfie rapidement avec une vive douleur.

A l'inspection, la main présente un gonflement notable, le pouce est en abduction. A la partie antérieure de l'éminence thénar, entre le pli supérieur de l'M de la main et le bord libre de la commissure entre le pouce et l'index, il existe une tuméfaction très marquée ; à ce niveau, le malade accuse de la douleur à la pression ; on y perçoit de la fluctuation ; la peau est décolorée et amincie.

Une incision cutanée de 3 cm. parallèle au pli supérieur, permet d'évacuer un pus abondant, épais, en grumeaux blancs jaunâtres. On panse à la gaze iodoformée.

Le 29 août, le malade, guéri de son phlegmon, est évacué sur un autre service.

Observation XI (inédite)

(Recueillie dans le service de M. le professeur Mignon.)

Phlegmon de la loge commissurale de l'index et du pouce

V..., 23 ans, 21e section d'infirmiers. L'affection débute par une ampoule située au niveau de la racine du pouce droit. Le 20 août, deux jours après l'ouverture de cette ampoule, le malade commence à éprouver de la douleur dans la main droite; la peau de l'éminence thénar et de la commissure devient rouge et tendue. En 24 heures, les tissus de la paume de la main et de la face dorsale devinrent le siège d'une tuméfaction assez intense, nettement limitée à la région de la commissure du pouce et n'empiétant pas sur le poignet. Les mouvements du pouce et du poignet ne sont nullement gênés.

Le 23 août, une incision fut pratiquée au niveau du point saillant, c'est-à-dire au niveau de la commissure. Elle donna issue à une petite quantité de pus jaune crémeux; on fait un pansement humide. Toutefois, les symptômes ne s'amendent pas sensiblement et le malade continue à souffrir. On pratique alors une contre-ouverture un peu au-dessus de la commissure du pouce; le tissu cellulaire de la région était sphacélé et une petite cavité de la grosseur d'une olive s'était produite. On passe une mèche de gaze dans le trajet et on fait un pansement humide. Dès lors, les phénomènes inflammatoires disparaissent peu à peu, la cicatrisation se poursuit régulièrement, et le 8 septembre, le malade est guéri; sa main a repris son aspect normal, le pouce a recouvré complètement ses mouvements.

Observation XII (inédite)

(Recueillie dans le service de M. le médecin-major Ecot.)

Phlegmon du premier espace interosseux

B..., 23 ans, corps disciplinaire des colonies. Pendant un séjour à la prison militaire, le malade était occupé à tresser des sacs avec des fibres de noix de coco. Le 21 octobre 1902, il se faisait avec une de ces fibres, une écorchure sur la face palmaire de la commissure du pouce et de l'index, aucune précaution antiseptique ne fut prise. Dans la nuit, il commença à ressentir de légères douleurs, et le lendemain se présenta à la visite; la température était alors de 38° 8. Le médecin-major fit un pansement humide et alors commença l'évolution du phlegmon. Un gonflement apparut surtout prononcé du côté dorsal et ne dépassant pas les limites de la région que nous avons décrite; le pouce se place peu à peu en abduction très marquée, et seuls les mouvements d'extension et de flexion sont encore possibles mais un peu douloureux. Le 23, on ponctionne au niveau de l'écorchure et on applique un pansement humide que l'on renouvelle chaque jour. Le débridement n'étant pas satisfaisant, et la douleur augmentant, le malade est envoyé à l'hôpital. Dès son entrée, on agrandit l'ouverture palmaire et il se produit une légère détente des phénomènes douloureux. Néanmoins, survient une nouvelle poussée inflammatoire, accompagnée d'une élévation de température; on pratique alors une incision dorsale parallèle à l'axe des métacarpiens et on draine. Dès lors, tout rentre peu à peu dans l'ordre et le 10 novembre, le malade sort guéri sans avoir présenté aucune complication.

CONCLUSIONS

I. — Il existe, au niveau du premier espace interosseux, une loge anatomique ostéo-fibreuse dont la disposition et le contenu expliquent une variété de phlegmon de la main.

II. — Les phlegmons de cette région sont surtout des phlegmons angioleucitiques et en ont tous les caractères.

III. — Le mode d'incision qui leur convient dans les cas simples est une incision au niveau du pli commissural qui unit le pouce à l'index, et parallèle à ce pli. La contre-ouverture sera faite en différents points, suivant l'extension de l'inflammation.

BIBLIOGRAPHIE

ABBE. — La chirurgie de la main. (*New-York méd. journal*, 13 janvier 1894).

ALTEMAIRE et DE BOVIS. — Sur les phlegmons profonds lymphangitiques de la main. (*Arch. de Méd. et de Pharmacie militaires*, 1896).

BAUCHET. — Des panaris et inflammations de la main. Paris, 1859.

BLUM. — Chirurgie de la main.

BROOKS. — Operations in the treatement of palmar abcess (*Boston, M. et S. Journal*, 1899).

CHASSAIGNAC. — *Traité de la suppuration*. Paris, 1869.

CHEVALET. — Thèses de Paris. 1876.

COURTADE. — De l'opération du phlegmon de la main. (*Union méd.* Paris, 1888).

LE DENTU et DELBET. — *Traité de Chirurgie*.

LE DENTU. — Des suppurations de la main et de l'avant-bras. (*Médecine moderne*, 17 septembre 1892).

Dictionnaire encyclopédique des sciences médicales.

Dictionnaire de Médecine et de Chirurgie pratique.

DOLBEAU. — *Journal de l'école de médecine*, 1874.

DUPLAY et RECLUS. — *Traité de Chirurgie.*

Encyclopédie internationale de Chirurgie.

FOLLIN et DUPLAY. — *Traité de Chirurgie.*

GOSSELIN. — Mémoire de l'Académie de médecine de 1850.

HARTMANN. — Note sur l'anatomie des nerfs de la paume de la main (*Bull. Soc. anatomique*, Paris, 1877).

HÉDON. — Etude critique sur l'innervation de la face dorsale de la main. (*International Monats f. Anat. u. Phys.* Leipzig, 1889).

LEGUEU et JUVARA. — Des aponévroses de la paume de la main. (*Bull. Soc. anatomique*. Paris, 1892).

LEGOUEST. — Thèse de concours. Paris, 1857.

LEJARS. — L'innervation de l'éminence thénar. (*Bull. Soc. anatomique*. Paris, 1890).

MAC CLELLAN. — Anatomie des régions dans ses rapports avec la médecine et la chirurgie.

MORESTIN. — Innervation des téguments de la main. (*Bull. Soc. anatomique*. Paris, 1896).

MOURET. — Sur la circulation de la main. (*Montpellier méd.*, 1890).

POIRIER. — Anatomie descriptive.

RECLUS. — *Manuel de pathologie externe.*

RICHET. — Anatomie topographique.

RUDINGER. — Anatomie topographique.

SAPPEY. — Anatomie descriptive.

SCHRUTZ. — Note sur les relations des vaisseaux dans les interstices et dans les bourses séreuses de la main (Congrès international de médecine, 1897).

TESTUT. — Anatomie descriptive.

TILLAUX. — Anatomie topographique.

TRÈVES. — Anatomie topographique.

VACQUERET. — Thèses de Paris, 1874.

VELPEAU. — *Gazette des Hôpitaux*, 1858.

VERGOS. — Thèses de Paris, 1884.

TABLE DES MATIÈRES

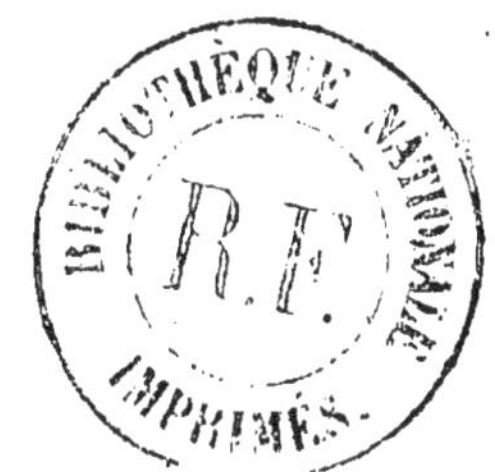

Lyon. — Imp. WALTENER et Cie, rue Stella, 3.

www.ingramcontent.com/pod-product-compliance
Ingram Content Group UK Ltd.
Pitfield, Milton Keynes, MK11 3LW, UK
UKHW031053260726
13965UKWH00006B/1354

9 782013 474825